TRIBUT A L'HISTOIRE

DES

BASSINS RÉTRÉCIS

PAR DOUBLE LUXATION ILÉO-FÉMORALE CONGÉNITALE

PAR

LE Dr Léon MONTAZ
Chirurgien des Hôpitaux de Grenoble.

LYON
ASSOCIATION TYPOGRAPHIQUE
T. Giraud, rue de la Barre, 12.

1882

TRIBUT A L'HISTOIRE

DES

BASSINS RÉTRÉCIS

PAR DOUBLE LUXATION ILÉO-FÉMORALE CONGÉNITALE

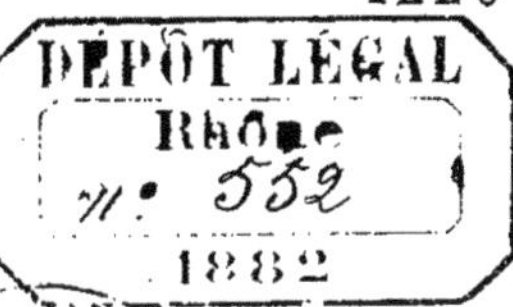

PAR

LE Dr Léon MONTAZ
Chirurgien des Hôpitaux de Grenoble.

LYON
ASSOCIATION TYPOGRAPHIQUE
T. Giraud, rue de la Barre, 12.

1882

TRIBUT A L'HISTOIRE

DES

BASSINS RÉTRÉCIS

PAR DOUBLE LUXATION ILÉO-FÉMORALE CONGÉNITALE

J'ai eu la bonne fortune d'observer, à la maternité de Grenoble, un cas de luxation congénitale des fémurs ayant entraîné de notables déformations du bassin. Aussi ai-je formé le projet d'en faire la publication, non pas à cause de l'absolue rareté de ce genre de rétrécissements, car, dans les grandes maternités, on a de temps en temps l'occasion d'en observer quelques cas, mais à cause des détails intéressants que j'ai pu noter sur ce bassin après nécropsie. En effet, malgré des soins diligents et empressés, après un accouchement à terme relativement simple, la parturiente, en proie à de graves complications, a dû subir l'inéluctable nécessité et léguer son bassin à la science. Recueilli et préparé avec art par les soins de M. Rouvier, interne distingué des hôpitaux, ce bassin m'a présenté des particularités suffisamment intéressantes pour mériter la publicité.

Ce n'est pas que ses déformations sortent absolument du classique, surtout d'après ce que nous ont appris les beaux travaux de Michaelis et de Schrœder sur les bassins viciés, mais il m'a semblé que la littérature médicale, d'ailleurs peu riche en observations de ce genre, n'offrait pas sur cette variété de rétrécissements le même consentement d'opinions. Une nouvelle pierre ajoutée à l'édifice ne pouvait donc être mal accueillie.

En effet, les auteurs qui ont traité de ce genre de bassin

rétréci diffèrent notablement d'opinion et se partagent en deux groupes assez tranchés. Pour les uns, le détroit supérieur et l'excavation sont aplatis transversalement; pour les autres, l'aplatissement est antéro-postérieur. Tous sont d'accord sur l'élargissement transversal du détroit périnéal. Sans me livrer à des recherches bibliographiques d'ailleurs fastidieuses, j'ouvre le dictionnaire encyclopédique et je vois à l'article un peu suranné de Depaul sur les vices de conformation du bassin, mentionnée une première opinion. Avant de la citer, il parle, au point de vue historique, je pense, de celle de Dupuytren. Pour le grand chirurgien, chez les individus atteints de luxation congénitale du fémur, le bassin acquiert les dimensions les plus favorables à l'exercice des viscères qu'il renferme, et il est aussi propre à recevoir, à conserver, à transmettre au dehors le produit de la fécondation que chez les personnes les mieux conformées. Il y a, je crois, beaucoup à revenir de cette opinion extraordinaire. L'idée que soutient Depaul dans cet article est entièrement empruntée à un mémoire de Sédillot paru en 1835 sur « l'anatomie pathologique des luxations anciennes du fémur dans la fosse iliaque externe ». Pour Sédillot, les altérations du bassin dans les cas de luxation double se résument en définitive : 1° dans une compression ou rétrécissement transversal du grand bassin ; 2° dans une déformation semblable de l'entrée de l'excavation, d'où résulte un changement de rapport entre les diamètres droit et transverse au détroit supérieur, le premier devenant plus long que le second, qui d'ordinaire le surpasse de 2 centimètres ; 3° dans une déformation inverse de la précédente au détroit inférieur où l'on voit, dit-il, le diamètre bi-ischiatique atteindre une longueur beaucoup plus grande que celle du diamètre coccy-pubien.

Sédillot explique cet aplatissement transversal du bassin par l'attitude que prennent pendant la marche les individus atteints de luxation double; ils marchent les jambes écartées. De là une luxation bilatérale des os iliaques par les fémurs, laquelle a pour effet de réduire le diamètre transverse.

Quant au diamètre droit, il subit le contre-coup de cet

aplatissement transversal et se trouve généralement augmenté ; car la même force qui rétrécit le transverse tend à projeter le pubis en avant.

Pour le détroit inférieur, Sédillot admet l'élargissement transversal qu'il explique par les tractions fibreuses et musculaires qu'exerce la tête fémorale privée de la cavité cotyloïde et tendant constamment à glisser. Ces tractions s'exercent en dehors, surtout par les muscles pelvi-trochantériens. Les ischions entraînés en dehors tirent à leur tour sur les grands ligaments sacro-sciatiques et entraînent le coccyx en avant, d'où augmentation de la concavité du sacrum. Enfin, un dernier effet signalé par Sédillot est la présence sur le bord antérieur de l'iléum d'une gouttière profonde causée par les tractions du psoas-iliaque.

Voici donc une première opinion parfaitement caractérisée et étayée sur la relation de faits bien observés. Elle se résume en deux mots : pour le détroit supérieur, aplatissement transversal et allongement antéro-postérieur ; pour le détroit périnéal, élargissement transversal.

La deuxième opinion est celle qu'a soutenue Schrœder dans son traité d'accouchements ; c'est véritablement l'opinion moderne, inspirée qu'elle est par les travaux de Gurlt, Fabbri, Guéniot, Sassmann. On connaît les remarquables recherches de Schrœder sur la transformation du bassin des nouveau-nés en bassin adulte. C'est là qu'il puise l'explication du bassin rétréci par luxation congénitale des fémurs.

En effet, chez le nouveau-né, le détroit supérieur est presque exactement circulaire. L'extension transversale du bassin fait défaut et le conjugué vrai est presque aussi grand que le diamètre transverse, exceptionnellement même plus grand ; les parois du petit bassin convergent en bas. Quelles forces viennent dans l'enfance agir sur ce bassin pour modifier si profondément sa forme et en faire le bassin adulte type ? Ces forces sont la pression du poids du tronc, et voici comment cela se passe.

Le bassin s'incline de plus en plus en avant pendant l'enfance. Le poids du tronc dans la station droite vient presser sur la base du sacrum, au niveau de la première vertèbre sacrée, et cette pression est transmise à la ligne bi-fémorale, dont les deux extrémités sont les points d'appui du bassin. Cette force appliquée à la base du sacrum, en un point plus élevé que la ligne bi-fémorale, tend constamment à enfoncer le sacrum vers l'excavation ; mais celui-ci est maintenu par des ligaments très-résistants, surtout les sacro-iliaques postérieurs, lesquels tirent sur l'épine iliaque postéro-supérieure et tendent à faire ouvrir le bassin en avant, au niveau de la symphyse. Mais là existent d'autres forts ligaments qui empêchent cette ouverture, sauf dans les cas de division congénitale de la symphyse.

Aussi, le sacrum constitué au début de la vie par des parties molles et dures, de même que tout le bassin lui-même, cède peu à peu à cette pression. Ses points cartilagineux sont au niveau des ailes. Aussi le corps s'enfonce-t-il dans le plan du détroit supérieur, c'est-à-dire en avant et en bas, et forme-t-il, lorsque l'ossification normale est terminée, cette saillie qu'on connaît sous le nom de promontoire.

Le détroit supérieur et l'excavation obéissent à cette même force de projection de la base du sacrum. Aussi le détroit supérieur se rétrécit dans le sens du conjugué vrai pour s'élargir dans le sens oblique et transversal.

Dans l'excavation, les mêmes effets se produisent, mais atténués par la concavité du sacrum, lequel se courbe de plus en plus, pris qu'il est entre deux forces, la pression sur la base qui le projette en avant et la traction des ligaments sacro-sciatiques qui empêche sa bascule et l'oblige à se courber.

Ces données sur l'évolution normale du bassin jettent une vive lumière sur les bassins anormaux et permettent d'expliquer le mécanisme complet des rétrécissements. Avec ces données physiologiques on se rend très-bien compte du mécanisme par lequel un bassin se rétrécit avec la luxation congénitale des fémurs, étant admis les changements qu'entraîne cette lésion dans la statique du bassin. Nous reviendrons plus loin sur ce mécanisme.

Pour Schrœder, ce genre de bassin aplati est caractérisé par les modifications suivantes : inclinaison du bassin extrêmement grande ; ailes de l'os iliaque très à pic ; sacrum profondément enfoncé dans le bassin ; aplatissement antéro-postérieur du détroit abdominal. Au détroit inférieur, diamètre transverse très-agrandi ; diamètre droit raccourci. L'élargissement transversal du grand détroit s'explique, d'après l'auteur allemand, par l'absence de la pression latérale des fémurs ; car les enfants restent assis pendant les premières années de l'enfance. L'élargissement transversal du détroit inférieur s'explique par les tractions musculaires.

Dans sa thèse de concours de 1869, Guéniot a donné une description à peu près conforme à celle de Schrœder. Pour lui, ces bassins sont remarquables par une symétrie frappante de la difformité. L'inclinaison de ces bassins se fait en avant. Tout le pelvis est dans une antéversion telle que parfois l'axe de la cavité devient horizontal et le plan du détroit supérieur se trouve disposé verticalement. Au détroit inférieur, les ischions sont déjetés en dehors, ce qui agrandit les diamètres transverses de l'excavation et surtout ceux du détroit périnéal. La base de l'arcade pubienne est fortement élargie et sa hauteur diminuée. Les dimensions verticales du bassin sont très-amoindries. Le sacrum est plus concave et le coccyx entraîné en avant. Ces déformations produisent un changement de rapport très-considérable entre les diamètres du bassin. Ainsi, tandis qu'il n'est pas très-rare de trouver au détroit supérieur, ainsi que dans le grand bassin, une sorte de compression bilatérale qui diminue les diamètres transverses, au contraire, ces mêmes diamètres sont considérablement agrandis au détroit inférieur.

Ainsi qu'on le voit, l'opinion de Guéniot se trouve intermédiaire entre celle de Sédillot et Depaul, d'une part, et celle de Schrœder, d'autre part.

Le cas que je vais exposer est assez conforme aux idées de Schrœder, sauf quelques particularités sur lesquelles j'insisterai.

Il s'agit d'une femme de 35 ans, primipare, admise à la Maternité les premiers jours de mai 1881. Les premières douleurs se déclarent le 3 juin, et à ce moment, appelé par les internes à examiner le cas, je constate les phénomènes suivants : déformation caractéristique des deux hanches, sur lesquelles il est facile de reconnaître une ascension d'au moins 2 centimètres des grands trochanters au-dessus de la ligne de Nélaton; tête fémorale sentie dans la fosse iliaque externe; craquements secs d'une néarthrose; antéversion du bassin; lordose lombaire très-accentuée; claudication très-disgracieuse avec balancement du bassin, mais sans écartement des jambes; aucune trace de rachitisme ni sur les membres, ni sur le tronc. Par le palper abdominal, dos tourné directement à gauche. Bruits du cœur entendus lointains dans le flanc gauche. Par le toucher, col effacé, presque entièrement dilaté; poche des eaux rompue; *engagement* transversal; suture sagittale à peu près dans le diamètre transverse du détroit supérieur; enclavement. En arrière, le doigt arrive facilement sur le promontoire; la mensuration du diamètre promonto-sous-pubien donne 11 centimètres, ce qui, déduction faite, donne au promonto-sous-pubien une valeur de 8 c. 1/2. Une application très-simple de forceps, avec tractions suivant l'axe, amène rapidement la tête à l'extérieur. Toutefois, le pariétal gauche sort assez fortement déprimé par suite de son passage sur le promontoire. Les cuillers ont saisi la tête suivant le diamètre occipito-frontal; pas d'hémorrhagie; délivrance par expression; tout se passe bien. Mais le troisième jour, l'accouchée meurt de septicémie aiguë avec phénomènes typhoïdes, sans localisation inflammatoire des organes pelviens ni du péritoine.

Il faut ajouter, entre parenthèse, qu'on a oublié à Grenoble de faire élever une statue à l'homme très-profond, mais, hélas ! ignoré qui s'est immortalisé en fixant l'emplacement de la Maternité actuelle. Celle-ci, en effet, se trouve encaissée entre l'amphithéâtre, plusieurs services de fiévreux et un égout à ciel ouvert. O Lister ! o antisepsie !

Le bassin, préparé avec grand soin et desséché, m'a présenté les particularités suivantes sur lesquelles je tiens maintenant à insister.

Et d'abord, du côté de l'articulation coxo-fémorale, on observe toutes les lésions de la luxation congénitale. L'ancienne cavité cotyloïde est diminuée des trois quarts, quant à sa capacité; son bourrelet décrit la forme d'un triangle; le fond montre encore les vestiges de l'arrière-cavité; mais toute la moitié postérieure du cotyle est comblée. Il y a donc une atrophie générale de cette cavité en partie comblée. La néarthrose s'est formée en haut et en arrière dans la fosse iliaque externe. Elle est limitée en avant par l'épine iliaque supérieure et par l'ancienne cavité, en arrière par la grande échancrure sciatique. Sa circonférence est irrégulièrement arrondie et mesure à peu près six centimètres de diamètre; la surface en est légèrement excavée, mais avec tendance à la forme plane. On y trouve du cartilage, principalement sur les bords; la partie centrale présente des trous nombreux qui sont l'attestation de canaux de Havers dilatés. C'est bien là l'arthrite ostéophytique des auteurs. En arrière, cette surface articulaire est détachée de la fosse iliaque comme une espèce d'oreille. La lésion bilatérale est tout à fait identique des deux côtés; toutefois la néarthrose du côté droit est un peu plus excavée et un peu moins étendue que la gauche, surtout en arrière.

Quant aux fémurs, le col est grandement diminué de longueur et ne mesure guère qu'un centimètre; la tête a perdu sa forme arrondie pour devenir allongée, conique; elle coiffe le col avec des bourrelets circulaires en forme de champignon. Son irrégularité est grande et il ne reste rien de la forme arrondie primitive.

Le bassin est asymétrique. Le promontoire n'est pas sur la ligne médiane et se trouve déjeté à gauche d'un centimètre. Parallèlement à ce fait, on observe une atrophie très-notable de l'iléon gauche qui est sensiblement plus petit que le droit. La distance de l'épine iliaque antérieure et supérieure est de 12 cent. à gauche et de 13 cent. à droite. Les fosses iliaques sont très-concaves.

La colonne lombaire est en lordose. Mais la lésion qui domine dans ce bassin est la distension transversale aux dépens des diamètres antéro-postérieurs. Le détroit supérieur est considérablement allongé suivant les diamètres transversaux et diminué suivant les conjugués. Fortement projeté en avant suivant le conjugué vrai, le promontoire est aussi descendu dans le sens de l'excavation. Le détroit supérieur offre, malgré cela, des contours délicats sans aucune brusquerie et forme un triangle curviligne à base postérieure. Les branches horizontales du pubis sont grêles et allongées.

On voit dans l'excavation et au détroit inférieur le même agrandissement des diamètres transversaux. Les ischions sont fortement écartés ; les branches ascendantes de l'ischion et descendantes du pubis très-allongées, l'arcade du pubis fortement ouverte. Quant à la hauteur de l'excavation, elle est bien diminuée.

Le coccyx est fortement projeté en avant. Le sacrum présente une lésion bien intéressante ; il est coudé brusquement au niveau de l'articulation de la deuxième avec la troisième vertèbre, de telle sorte qu'on croirait à une véritable fracture. Cet os n'offre plus une courbure régulière à rayon diminuant en bas ; il forme deux lignes droites ouvertes en avant à angle obtus. D'où il suit que la partie inférieure de cet os, n'offrant pas sa concavité habituelle, mais une ligne droite brisée, paraît projetée en avant. Voici, du reste, les diamètres de ce bassin :

D'une épine iliaque à l'autre......	240 mil.
D'une crête iliaque à l'autre.......	225

Détroit supérieur :

Sacro-sus-pubien................	85
Diamètre minimum..............	80
Sacro-sous-pubien..............	95
Oblique droit....................	139
Oblique gauche..................	135

Transverse	150
Sacro-cotyloïdien	80

Détroit inférieur :

Coccy-pubien	62
Bi-ischiatique	147
Oblique droit	118
Oblique gauche	116

Hauteur de l'excavation :

Du promontoire à la porte du coccyx	105
Des côtes du détroit sup. à l'ischion.	92
Symphyse pubienne	33

RÉFLEXIONS.

Plusieurs faits intéressants sont à noter dans l'histoire de ce bassin vicié. Et d'abord, la présence d'une néarthrose est chose assez rare. En effet, dans la plupart des relations qui ont été faites à ce sujet, il est dit qu'habituellement la tête fémorale frotte sur l'os iliaque sans amener le travail ostéophytique qu'on observe à la suite des luxations traumatiques non réduites. Volkmann assure que le fait est assez constant; car l'interposition d'une capsule intacte et non déchirée entre les deux os qui frottent joue le rôle d'organe de glissement et empêche le contact des os à nu ; de là absence de cette irritation formative nécessaire à la production de la néarthrose. Toutefois, Sédillot et Gross, dans leur article *Luxations congénitales* du dictionnaire encyclopédique, croient que dans certains cas la capsule se chondrifie au niveau du point de contact et que quelquefois elle s'use jusqu'à amener le contact immédiat des os et à réaliser la production d'une néarthrose. Notre cas est particulièrement remarquable sous ce rapport ; les deux articulations nouvelles sont entièrement formées ; le tissu osseux abonde sur l'iléon, et la cavité de réception, adhérente dans ses trois quarts antérieurs à l'iléon, en est séparée en arrière par un sillon profond qui lui donne l'aspect du pavillon de l'oreille.

Un autre fait intéressant est l'asymétrie du détroit supérieur. Nous avons vu que le promontoire se trouvait dévié à gauche d'un bon centimètre et que l'iléon du même côté était sensiblement atrophié. Et cependant, il y a symétrie parfaite de la luxation ; les deux néarthroses sont situées exactement au même point. L'explication de ce fait doit être cherchée dans une légère différence que présentent les têtes fémorales. Celle du côté gauche, plus volumineuse, présente une surface de glissement, surtout dans le sens vertical, plus grande qu'à droite. Il en découle ce fait, que l'excursion a été plus grande dans ce sens, probablement à cause d'un léger relâchement de la capsule. Dès lors, subissant un déplacement en haut plus étendu, la tête fémorale gauche a dû déterminer dans la station debout une légère inclinaison latérale du bassin de son côté. Cette inclinaison, inappréciable pendant la vie, a suffi pour déjeter à gauche le centre de gravité et à transporter du même côté le promontoire, à une époque où le bassin n'était pas complètement ossifié.

Enfin, j'attire l'attention sur les déformations du détroit supérieur, lesquelles paraissent en contradiction avec ce que disent un grand nombre d'accoucheurs. Ce détroit est rétréci suivant les diamètres sacro-sus-pubien et sacro-sous-pubien qui d'ailleurs tendent à devenir égaux, puisqu'ils n'ont qu'un centimètre de différence (85 et 95) au lieu de deux et demi comme à l'état normal. Le triangle qu'ils forment avec la hauteur de la symphyse comme base tend donc à devenir isocèle, ce qui montre d'une part que le promontoire s'est abaissé, d'autre part que la mensuration digitale du sacro-sous-pubien, faite dans le but de connaître le diamètre utile en défalquant deux centimètres et demi, peut induire en erreur dans un cas semblable.

Nous avons vu que, si ces diamètres antéro-postérieurs étaient réduits, les obliques et les transverses étaient allongés. L'explication de ce fait me paraît être dans les conditions nouvelles de la statique au début de la vie. Et d'abord, les enfants atteints de ce genre d'affection marchent très-tard. Dès lors, la pression normale des fémurs manque ; la station assise remplaçant la station droite à une époque où le bassin circulaire du nouveau-né se transforme en bassin adulte, le poids du tronc est transmis du promontoire aux deux ischions. Le promontoire est donc enfoncé par une action lente et continue vers le centre de l'excavation et la distension transversale n'est plus limitée par la pression des fémurs. Il se passe alors une sorte d'exagération de l'état normal.

Plus tard, lorsque l'enfant quitte la position assise et se met à marcher, la pression des fémurs se produit bien ; mais il est déjà trop tard. Le bassin a acquis une forme viciée dont il ne peut se corriger à cause de la marche de l'ossification. D'autre part, la pression des fémurs ne se fait plus sur la ligne du diamètre transverse, mais sur un point situé plus en arrière ; elle est donc moins efficace.

Enfin, il est une disposition spéciale de la statique chez les malades de cette nature qui doit singulièrement faciliter le déplacement dans le sens que nous avons indiqué ; c'est l'antéversion du bassin. C'est là un fait d'observation sur lequel tous les auteurs sont d'accord ; les malades affectés de luxation double iléo-fémorale congénitale, outre la claudication spéciale, si bien décrite par Pravaz, ont une inclinaison très-notable du bassin en avant, de telle sorte que le pubis tend à devenir horizontal et qu'une lordose accentuée se produit aux lombes. Même, cette lordose, qui se caractérise sur le vivant par une forte ensellure, est constante.

La conséquence légitime à tirer de ce fait est que le promontoire, au lieu de surplomber à peu près le centre de l'excavation, comme à l'état normal, tend à se placer sur la verticale qui passe par le pubis.

Or, le promontoire ou, si l'on veut, la dernière vertèbre lombaire qui lui est immédiatement adjacente, est le point mathématique où le tronc, la tête et les membres supérieurs viennent presser sur le bassin pour l'aplatir d'arrière en avant et de haut en bas. Plus la ligne sacro-pubienne, quittant sa direction oblique, tend à se confondre avec la verticale, plus la force qui agit sur elle pour la diminuer devient énergique. De là une tendance pour ces bassins à s'aplatir dans ce sens et à s'élargir dans le sens transversal. Qu'à cela on joigne les tractions musculaires qui, s'exerçant sur l'ischion par les muscles pelvi-trochantériens, tirent ce segment osseux en haut et en dehors, en même temps qu'elles attirent le coccyx en avant, et on aura, je crois, l'explication du mécanisme par lequel toute l'excavation et les détroits se trouvent aplatis suivant les diamètres antéro-postérieurs, élargis suivant les diamètres transversaux.

www.ingramcontent.com/pod-product-compliance
Ingram Content Group UK Ltd.
Pitfield, Milton Keynes, MK11 3LW, UK
UKHW020503220726
13923UKWH00006B/2737